Sexualidad femenina, para hombres

ANAL- ízate

Guía paso a paso, para que no la lastimes

Sexo anal heterosexual, sin dolor.

Serie: Máquinas de sexo

Vol. 2

Autora: Gabriela Ortega

http://doctorplacer.com

Twitter

Facebook

Google+

Goodreads

1era Edición

@2012 Doctor Placer

Proyecto independiente

Índice

¿Cuál es mi objetivo?; 0% de hombres amantes mediocres.

El proyecto Doctorplacer.com es una alternativa para todos aquellos hombres que aceptan con humildad que no son genios ni lo saben todo – y esa humildad les permitirá ser los mejores amantes.

El sexo anal representa para muchos un tabú, no solo por los prejuicios religiosos en contra de la sodomía (como también se le llama), sino por el dolor que le produce a la mujer si no se hace adecuadamente. El ano no posee sistema de lubricación como la vagina, los músculos no se expanden tan rápidamente y la frecuencia con la que una mujer tiene sexo anal es mucho menor que la del sexo vaginal.

Y aunque parezca que el ano no ha sido "diseñado" para el sexo, le ofrece a la mujer sensaciones de placer casi tan excitantes, e incluso más allá, que el sexo vaginal, además de ser una alternativa ideal para aquello caballeros que poseen un pene de pequeñas dimensiones. Si no pregúntele a algún amigo homosexual ;)

Pero el intentar realizar sexo anal sin conocer los detalles, y sin tener la paciencia necesaria es muy, pero muy doloroso. Sigue paso a paso estos consejos, que el Doctorplacer está para ayudarte….

Le damos la bienvenida a Doctorplacer – y no olvide compartir con nosotros sus resultados:

1. Deje un comentario……
2. Participe de nuestro foro "resultados" en Doctorplacer
3. Si su pareja se lo permite (y/o) puede realizar una grabación de audio (con su teléfono o una grabadora) de su experiencia sexual aplicando nuestros consejos. Y nos lo envías ;)

Adelante… y sea sutil

Sexo anal desde la perspectiva de mujer

El sexo anal es una de las experiencias más eróticas y satisfactorias que puede experimentar un ser humano – incluyendo a nuestros amigos homosexuales. El sexo anal, por las condiciones fisiológicas del ano, ofrece una sensación diferente, más *"ajustada"* que el sexo vaginal, para el hombre y la mujer, proporcional por supuesto, al tamaño del pene.

El recto, después que está preparado para recibir el pene, literalmente lo succiona, las sensaciones son extremas para la mujer, y el hombre siente que ella es toda suya, usualmente con la vista en sus nalgas, lo que incrementa esa sensación erótica. La mujer siente el pene en toda su longitud, y pedirá más y más…y llegar al orgasmo puede ser incluso más sencillo que a través de la vagina. Por supuesto, en esto ayudan ciertos consejos, estimulación paralela al templo de placer y el dejarse llevar.

La penetración anal ofrece una sensación totalmente diferente, ella se sentirá llena (sea el tamaño que sea), más presión, especialmente al iniciar la penetración.. eso si, ¡después del proceso de preparación! No te adelantes por favor. Ella sentirá cada centímetro de tu pene, las venas, la dureza, desde el glande, el cambio en el diámetro, lentamente.

Después que el ano está preparado y has iniciado con la penetración llegará el momento de acelerar, igual que el sexo vaginal, pero en este caso debes esperar que ella te avise, sea con palabras o con el lenguaje corporal, es muy importante, por que el dolor puede ser intenso, y ella "suspenderá" la sesión, tal vez insultándote por tu inexperiencia y brutalidad….. ¡¡¡muy importante!!!!

Además, durante el sexo anal, el punto G es estimulado paralelamente a través de las paredes de la vagina. Una combinación perfecta… sigue con nosotros...

Como convencerla de tener sexo anal

Es un tema que no muchas mujeres tocan en los inicios de una relación. "Besar a cualquiera, por delante al bello, por detrás al amado"... pero como todo en la vida, depende. Es posible encontrar una mujer que en la primera cita desee tener sexo anal, pero con ella todos será más sencillo ;) ... sin embargo la sutileza sigue siendo la virtud necesaria de todo amante perfecto.

Sea una pareja sexual, tu novia o tu esposa, es un tema que debe tocarse con cuidado, muchísimas mujeres, digan lo que digan, tienen curiosidad de experimentarlo, pero tienen mucho miedo sobre todo de la capacidad de ese amante de llevarlas al punto ideal, de no hacerles daño. Ella sabe que un amante promedio en el sexo vaginal es lo *más usual*, divierte de todas maneras, pero sobre todo, no le dolerá. Pero un amante ignorante sobre el sexo anal es algo que nadie desea experimentar, el dolor es insoportable.

Así que para convencerla debes primero demostrar que eres un amante de calidad (no olvides ver nuestros libros), que sabes como tocarla, como masturbarla, llevarla al éxtasis vaginal, que tienes paciencia y estás seguro de ti mismo. De lo contrario, recibirás un NO, sutil pero un no al fin. Así que lee los libros de Doctorplacer paralelamente.

Muchas mujeres han tenido malas experiencias con ese tipo de amante ignorante e impaciente, así ten paciencia, y demuéstrale tus capacidades, e incluso, que lees libros al respecto y que entiendes que puede dolerle, pero que tu comprensión y tu experiencia le permitirán llegar al orgasmo sin problemas. La consecuencia directa es que no tendrás que preguntar, ella te lo pedirá ;)

En el punto anterior hemos mencionado algunas de las ventajas para la mujer, así que allí tienes otros criterios para persuadirla. La sensación es única, diferente, intensa, "ajustada" y si estimulas otros puntos como el clítoris o sus pezones, doblemente satisfactoria.

Trucos e ideas

Para llevarla a que te pida el sexo anal, te pida que lo intentes debes acercarla poco a poco a la sensación placentera que este produce. Darle una píldora de placer, ofrecerle sensaciones...

Durante el sexo oral...

logran llegar la mayoría de las mujeres al orgasmo, la probabilidad es mucho mayor al sexo vaginal. Mientras ella disfrute del sexo oral, masajea sus nalgas (usa un lubricante si cuentas con el), aparta una de la nalgas poco a poco, así sentirá algo de presión en el ano, y el músculo de relajará un poco. Ahora lubrica uno de tus dedos con saliva, o con algún lubricante que tengas a disposición, y coloca la yema de ese dedo en su ano.

No le penetres, solo masajea el ano con movimientos circulares sin despegar la yema del dedo del punto. Suavemente, sin introducir el dedo, espera su reacción. "El que calla otorga" será su mensaje si no reacciona… sigue masajeando el punto, poco a poco, sin apuros.

Eleva la intensidad del sexo oral, para así, en medio de la tensión sexual, permitir que los músculos del ano se relajen, es una reacción automática y la pasión sexual la dejará disfrutar aún más.

Importante – La higiene; Ten cuidado, mientras le das sexo oral seguramente (recomendable) insertarás alguno de tus dedos en su vagina y así estimular el punto G (ver nuestros libro Como masturbar a una mujer). Recuerda que dedos usas para estimular su ano… si lo insertas después en su vagina puedes transmitir ciertas bacterias que le ocasionarán problemas higiénicos.

En este momento, es el punto ideal para el "beso negro"; estimulación oral del ano. Es algo que debe conocer e intentar, si te parece bien. Cada persona tiene sus prejuicios y gustos. Así la lubricación será aún mejor, la sensación erótica indescriptible, y su excitación incontrolable.

Escucha... si ella aumenta el volumen de sus gemidos, es una buena señal… si con su mano intenta quitarte del lugar, intenta seguir pero no insistas más de dos veces. Respeta su integridad… en otra oportunidad será. Si ella reacciona positivamente, sigue el próximo paso.

Lleva de nuevos uno de tus dedos, lubricados con saliva a su ano, abre las nalgas de tal manera que facilites todo el proceso; todo esto al mismo tiempo que sigues dándole sexo oral. Penetra su ano con tu dedo, y espera su reacción. Es importante que no insistas si ella no lo desea. Inserta el dedo y no lo muevas, deja que disfrute esa sensación, y que los músculos del recto se relajen. Se paciente, unos 4 minutos son necesarios.

Si la reacción es positiva, intenta masajear el ano por dentro, y sea con la yema y posteriormente moviendo el dedo circularmente. Intenta lo mismo que harías en su vagina durante el sexo vaginal, pero con mucha más sutileza. Inserta un poco más el dedo y mueve la muñeca en círculos, suavemente, con lentos movimientos. No dejes de besarla y estimularla…

Si ella sigue reaccionando positivamente, poco a poco intenta insertar un segundo dedo, poco a poco, y en la próxima oportunidad ten a la mano un juguete sexual… Lo más importante es ser paciente, no acelerar la situación.

Y no olvide dejar sus comentarios en http://doctorplacer.com

Durante el sexo vaginal…

el principio de la estimulación anal es la misma... Claro que mientras experimentas el sexo vaginal, las formas son un poco más complicadas, y el acceso al ano, dependiendo de la posición, algo más difícil.

Sobre las posiciones para el sexo anal hablaremos más adelante. En este caso, te damos algunas ideas de cómo estimular poco a poco el ano, y así intentar convencerla de probar los placeres que le ofrece.

Por supuesto, la *posición del perrito* es una buena opción para intentar estimular su ano. Espera un tiempo, que su excitación este en un punto alto, antes de intentarlo. En la posición del perrito (ella arrodillada y apoyada en sus brazos) la mejor opción es estimularla con el dedo pulgar, pero siendo el más grueso es mejor empezar con un dedo más fino, a pesar de la incomodidad.

Otra opción es la posición la *flor de loto* donde tu estás sentado y ella se sienta sobre ti, cara a cara. Con ella sobre ti, estimularás constantemente sus nalgas, masajeándolas. Intenta agarrar simultáneamente las dos nalgas y hacer un movimiento como si quieras separarlas, dos segundos, y las vuelves a unir. Suavemente, repite ese movimiento varias veces, masajea sus nalgas, y prueba de nuevo. Esto relajará los músculos de su ano… y le transmitirá una sensación placentera, tal vez nueva. Después de intentarlo unas 4 o 5 veces, puedes intentar a estimularle con tu dedo (ver durante el sexo oral)

Durante el sexo oral que ella te ofrece

Mientras ella te ofrece sexo oral, la única posibilidad de que puedas estimular su ano es en la posición del 69. Mientras realizas el sexo oral, puedes con tu mano hábil, llegar a su no y estimularle como te hemos aconsejado. En este caso, no te sorprendas que ella lo intente contigo ;) … es igualmente placentero, pero es tema de otros libros.

Durante la masturbación

Como hemos mencionado y desarrollado en el libro "Como masturbar a una mujer", durante la masturbación se ofrece la situación para intentar estimular su ano, y darle a probar el placer del sexo anal. Es importante que no lo intentes antes de que ella alcance un nivel de excitación importante. No nos cansaremos de repetir que los músculos del ano deben relajarse, y la excitación sexual lo permite.

Especialmente durante el sexo oral y la estimulación con juguetes sexuales se ofrecen momentos ideales para jugar con tus dedos y su ano. Tanto placer la llevará a pedirte más, a pedirte que lo intenten. Se paciente… es la mayor virtud de un gran amante.

Conversando se entiende la gente

Cuéntale sobre DoctorPlacer, sobre el libro que has adquirido, sobre tu experiencia y lo mágico que resulta el sexo anal. Sobre la conexión del ano y la estimulación que permite del punto G; el punto de excitación máximo que posee el cuerpo femenino. Coméntale sobre lo tanto que te gusta darle sexo oral, lo tanto que te excita verle, hazla verse hermosa, transmítele pasión; ese deseo junto con la confianza que tendrá al verte preocupado sobre el tema, que sabes que puedes hacerle daño y que te informas al respecto hará todo más sencillo. No hay nada más sexy que un hombre que demuestra su masculinidad con inteligencia, no con la fuerza.

Sigue leyendo, es posible que en la primera oportunidad le convenzas y tengas que seguir… *que no te agarre desprevenido*.

Todo el proceso de preparación del ano – la clave del sexo anal

Debe entender que es cierto aquello que el ano no fue diseñado para tener sexo; únicamente. Si ha llegado a estas líneas pensamos que cuenta con esos prejuicios religiosos de la sodomia como un pecado o ve en el sexo anal una experiencia pecaminosa. El sexo anal le ofrece un gran placer a las dos partes, sea del sexo que sean. Para los hombres la sensación es incluso aún más intensa, ya que se ve estimulada la próstata, que lleva al hombre homosexual a un gran orgasmo. Para la mujer, como lo hemos comentado representa un experiencia muy pero muy placentera, especialmente si el tamaño de su pene no es de un tamaño exagerado. En ese caso no olvide por favor leer el último capítulo, ya que puede llegar a ser *gran* problema.

Para llegar al sexo anal, el ano debe ser preparado, con mucha sensibilidad y sutileza, y así después lograr ese éxtasis. Si se ha tomado el tiempo suficiente se sorprenderá como ella incluso le pedirá que la penetre fuertemente, ya ella no sentirá dolor alguno solo una sensación de llenura muy especial.

Pero si no lo hace puede dar por terminada esa relación. Es una falta de sensibilidad el empujar a una mujer a tener sexo anal sin preparar su ano adecuadamente; el dolor es insoportable. Usted alguna vez en el baño habrá experimentado lo doloroso que puede ser pasando por ese lugar tan sensible; por ejemplo a la hora de defecar.

Ya que ella ha aceptado intentarlo, le ha tomado el gusto sea por sus propuestas, o por experiencia pasadas (por favor, no haga preguntas al respecto) debe ahora leer paso a paso nuestros consejos y tomarse el tiempo suficiente para ello…

La paciencia – la mejor amiga del sexo anal y de un amante perfecto

Como repetimos constantemente en nuestros artículos en Doctorplacer.com, así como en otros libros, nuestro twitter o grupo en Google+, la paciencia es la clave para ser un amante ideal. El ano es una zona donde los músculos tienen una gran capacidad de expansión pero difícil de relajar voluntariamente. Es necesario estimular esa zona, y poco a poco lograr que el músculo vaya adaptándose a la estimulación.

El orificio anal está rodeado por dos anillos musculares llamados esfínteres (aquel que nos permite controla la defecación y la orina). El círculo externo es controlado por el sistema nervioso por el sistema nervioso central, como los músculos de la mano por ejemplo. Se puede tensar y relajar este esfínter cuando se desee.

El esfínter interno es muy diferente. Este músculo es controlado por el sistema nervioso autónomo, el cual gobierna funciones como los latidos del corazón y la respuesta al estrés. El esfínter interno refleja y responde al temor y ansiedad durante las prácticas anales. Estos causarán que el ano se tense automáticamente aún si la pareja pasiva está tratando de relajarse.

Por ello el proceso de adaptación a la penetración, esa estimulación continua pero sutil permitirá que ese músculo se adapte poco a poco a una penetración. Por supuesto es posible aprender a relajar ese músculo, pero para ello se requiere tiempo de entrenamiento, para poder relajarlo a voluntad. Un tema para otro libro ;)

Y por supuesto, el practicar sexo anal no daña de ninguna manera los esfínteres del ano.

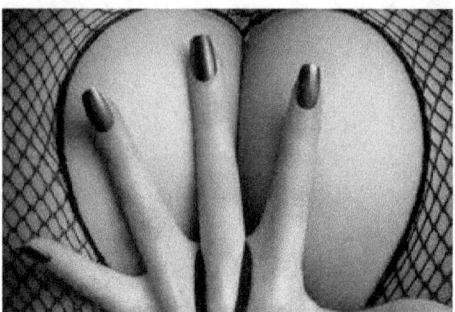

Ilustración 1: Entienda que no es NO.. no la presione

Y no olvide dejar sus comentarios en http://doctorplacer.com

El lubricante – el segundo mejor amigo del sexo anal

Otros de los grandes amigos del sexo anal es el lubricante, ya que el recto no produce lubricación como la vagina sino sólo una pequeña cantidad de moco. Por eso, la penetración anal requiere de un lubricante, una sustancia que disminuya la sensación de toce entre las paredes del recto y el pene. Además, el lubricante permitirá que en la fase de preparación, la sensación sea excitante.

Es importante evitar los aditivos químicos, priorizando aquellos lubricantes de base acuosa, ya que son compatibles con el látex con el que se produce los condones (de ello hablaremos más adelante). El uso de lubricantes caseros es poco recomendable para una primera experiencia. De allí en adelante pueden probar ciertas alternativas.

Use el lubricante desde el primer momento que se acerque al ano. La sensación de un lubricante en el cuerpo es muy excitante, y aproveche que lo tiene a la mano para iniciar esa relación sexual con un masaje estimulante, y úselo constantemente. La sensación es muy placentera y el efecto erótico insuperable.

La higiene – importante y necesario

El recto ofrece, además de una experiencia sexual placentera, un servicio al cuerpo humano, de lo más importante; la expulsión de los desechos orgánicos. Por ello muchas personas sienten aversión o tienen miedo del sexo anal. Para evitar experiencias poco placenteras o simplemente para aplacar esos miedos, es la higiene un factor esencial a tomar en cuenta.

El Coito Anal es totalmente seguro, si se toman las precauciones necesarias. Los riesgos son exactamente los mismos que en el sexo vaginal; todos los otros riesgos se centran en las infecciones de transmisión sexual (ETS). Cada una de las enfermedades comunes -gonorrea, sífilis, herpes- puede afectar el ano.

Muchas mujeres gustan de lavarse antes de cualquier relación sexual, de manera que el riesgo de la transmisión de bacterias en caso que intente el beso francés (anal – oral) es mínimo. De todas maneras tenga en cuenta este factor.

Respecto a la enfermedad conocida como SIDA o VIH, la única manera de eliminar el riesgo de infección es el uso del condón. Además le hará sentir a usted como hombre que está protegido, le permitirá retardar un poco la eyaculación (secreto de DoctorPlacer.com) e incluso, en conjunto con un buen lubricante, minimiza aún más el riesgo de dolor a su pareja. De allí a pensar sobre el mito popular que el riesgo de contraer el SIDA es mayor vía sexo anal, solo es válido si usted es lo suficientemente irresponsable para no usar condón en caso de una relación no estable.

Limpieza anal

Si la relación sexual anal no ha llegado de manera espontánea, sino ha sido de alguna manera conversada con anterioridad, la limpieza del ano es una medida que maximiza la higiene durante el coito anal.

Las heces No se depositan en el recto, sino solo en el momento de defecar, así que la probabilidad de que usted vea restos fecales en su pene son mínimos; pero existentes. Hoy en día existen productos en la farmacia que permite estimular una corta diarrea para así eliminar restos fecales que se encuentren en la parte baja del intestino. Se asemejan a un tubo de pegamento, y funcionan de la misma manera ;)

Hemorroides

Una afección muy común que afecta a las venas en el recto y el ano. La práctica del sexo anal NO estimula la formación de hemorroides. Es importante mencionar este caso, ya que si su amante sufre esta afección, es importante que sea aún más sutil con la preparación del ano, pero de ninguna manera gravará la situación. Esta afección puede empeorarse solo en el caso de una alimentación rica en estimulantes como picante, cebolla o ajo, así como el poco consumo de vegetales. Pero no debería significar un problema para intentar el sexo anal. De todas maneras, debe usted conversarlo con su pareja; ella tiene la última palabra.

Juguetes eróticos – Vale la pena la inversión

Existen muchos modelos de juguetes eróticos que han sido diseñados para el uso anal, o como estimulantes simultáneos; los llamados conejitos, un dildo con un tamaño mayor para la estimulación vaginal, y uno más pequeño, en forma de cuerno, para la estimulación anal, que puedes adquirir en cualquier tienda erótica (por ejemplo SexyAvenue en España)

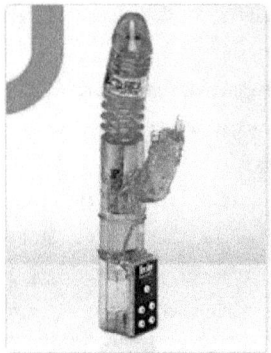

Ilustración 2: Pinche sobre la imagen para más información

La imagen permite imagina como funciona este tipo de juguetes. Estos accesorios son una buena elección, ya que detrás de ellos, en la mayoría de los casos, hay un equipo de diseñadores que profesionalmente, han desarrollado un producto que visualmente transmite seguridad y erotismo, utilizando materiales neutros para la salud femenina, y que han sido probados por una "muestra" representativa de potenciales clientes.

Si es el caso que deseas adquirir un juguete erótico para sorprenderle, sé sutil; busca un juguete sencillo, simple de usar, de tamaño promedio, y que incluya la posibilidad de la estimulación anal (no nos podemos desviar del tema de este libro). Una posibilidad más accesible económicamente es adquirir un pequeño vibrador con forma fálica, "para llevar", pero que por su pequeño tamaño puede ser usado en la estimulación anal.

Por su puesto que la sexualidad implica creatividad; la cama como un escenario de pasión. Pero "anal"-iza que el intentar usar otros objetos no diseñados para ello requiere de mucha experiencia por parte de tu amante. No te arriesgues; si supieras que ella tiene mucha experiencia no estarías leyendo este libro.

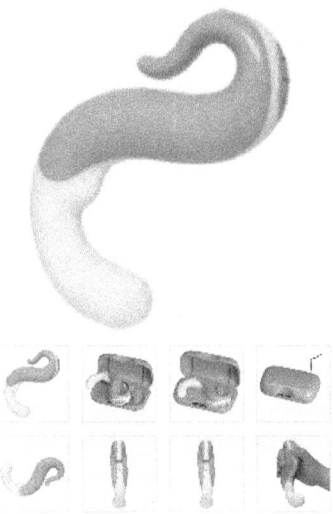

Ilustración 3: Pinche sobre la imagen para más información

El uso de estos juguetes requiere creatividad, paciencia, y sobre todo sutileza. Todos los consejos mencionados y que leerás en las próximas páginas se adecuan a estos accesorios. Igualmente el uso de lubricantes es recomendado, tomando el juguete como si fuese uno de tus dedos o el pene.

Adelantándonos un poco a la sesión, puedes usar este juguete sexual para introducirlo en la vagina mientras le penetras analmente; ¡después de haber invertido el tiempo suficiente en preparar el ano! Una sensación de doble estimulación (sándwich) que subirá tus puntos… más adelante conversaremos al respecto.

Paso a paso preparando el ano

Para iniciar nos ubicamos en el momento donde han iniciado la relación sexual, y ella está en un momento de gran excitación; besos apasionados, preferiblemente sexo oral y penetración vaginal, lo más extensa que haya logrado sin eyacular.

Consejo de <u>*Doctor Placer*</u>; intenta penetrarle vaginalmente, retardando lo más que puedas la eyaculación (ver <u>nuestros libros</u>) y saca el pene pocos segundos antes de que no puedas más (llamado *punto-de-no-retorno*) e inicia la estimulación anal…. Sigues sumando puntos;)

Estimula suavemente

Vuelve al punto <u>como convencerla de tener sexo anal</u>; todos esos consejos son válidos igualmente en este punto. La estimulación sutil de la zona, junto con masajes en las nalgas, intercalando besos caricias y el uso de un lubricante, incrementará aún más el nivel de excitación. Si la has llevado poco a poco y has esperado lo suficiente, en este momento ella está cerca de su nivel de éxtasis, y tu mantienes la calma para no eyacular. El tener el pene fuera te ayuda a retardar la eyaculación, y ella seguirá sintiendo placer con la estimulación sutil del ano. Al mismo tiempo debes estimular su vagina con sexo oral e intercalando *penetraciones vaginales*.

Primera penetración, los dedos

Retomando el tema en puntos anteriores, después de unos 5 a 10 minutos de estimulación sutil, junto con sexo oral, e *intercalando penetraciones vaginales* (déjate llevar, pero mantén la calma) lubrica uno de tus dedos (preferiblemente con un lubricante adecuado) e intenta insertarlo muy lentamente en su recto, mientras paralelamente sigues con el sexo oral, que debe ser igual de sutil...

Inserta el dedo un máximo de dos (2) o tres (3) centímetros, hasta la primera falange, y reacciona a cualquier movimiento de ella:; si transmite dolor, saca un poco el dedo, y mantenlo allí, espera unos 20 segundos e inténtalo de nuevo. Si se repite la sensación de dolor, es probable que ella no esté tan excitada como creías. Vuelve a la penetración vaginal y sexo oral por unos minutos y asegúrate que ella esta muy excitada.

Si no has enfrentado problema alguno, sigue con la penetración, algo más profunda y ve como reacciona. Sigue intercalando la penetración anal con los dedos, y penetración vaginal, sea con tu pene, con un juguete sexual o con tus dedos. *IMPORTANTE*, no le penetres vaginalmente con el mismo dedo que le has penetrado analmente. La vagina es muy sensible a las bacterias.

Es ideal que ella se recueste de lado, que levante una pierna y le penetres de esa manera. De esta manera la penetración vaginal es intensa y profunda, y puede fácilmente seguir con la penetración anal con tus dedos. Estimulas paralelamente vagina y recto... la locura ;)

Debes seguir estimulándole, llevarla a un nivel de éxtasis, sin perder el control y evitar eyacular. En nuestro libro "Como masturbar a una mujer" encontrarás una gran cantidad de consejos para llevarla al éxtasis a través de la masturbación.

Poco a poco, el esfínter, el músculo del ano se va relajando, y se va acostumbrando al tamaño de tu dedo. Es momento de insertar un dedo más, con mucho cuidado y usando lubricante. Al insertar el dedo no debe intentar moverlo. Insértalo, y no lo muevas durante unos 4 a 5 minutos. Los músculos de esta zona no se relajan tan fácilmente. Después de ese tiempo puede empezar a mover el dedo, penetrando un poco y sacándolo nuevamente, poco a poco y observando la reacción de tu amante.

El proceso de preparación del ano es muy necesario y debes invertir todo el tiempo posible que puedas. Durante ese momento ella se sentirá muy excitada, así que no debes apurar una penetración con el pene. Sería el peor error que puedes cometer. Poco a poco sigue estimulando su ano con un segundo y poco a poco te vas acercando a la penetración de un tercer dedo (también depende del grosor de tus dedos).

La rutina puede resumirse en tres pasos:

- Lubricar el dedo a introducir.
- Insertar lentamente el o los dedos.
- Después de insertarlo, no mover esos dedos, dejando que el esfínter se acostumbre al tamaño de los dedos.
- Después de 5 a 10 minutos puede empezar a sacar e introducir muy lentamente los dedos.
- Al mismo tiempo puedes penetrarle vaginalmente o seguir con sexo oral en su vagina.

Este proceso progresivo, sumando un dedo a la vez te llevará a estimular su recto de tal manera que se haya acostumbrado a un tamaño similar a tu pene. Compara cuantos dedos equivalen al grosor de tu pene y poco a poco estimula su ano de tal manera que te sea posible insertarlos y a la vez evitar cualquier sensación de dolor. Para ello es importante ser muy **PACIENTE**.

Dependiendo del grosor de tus dedos, después de lograr introducir 3 o 4 dedos su ano está preparado para la penetración con el pene... ha llegado el momento más excitante, y a la vez más delicado. A pesar que los músculos del ano se han acostumbrado a una forma de similar tamaño a tu pene, debes ser cuidadoso; tu pene en erección es mucho más rígido que tus dedos, la dureza puede generar dolor a pesar de la preparación, además que el glande (también llamada cabeza del pene) es usualmente más gruesa que el torso del pene. Otro detalle adicional es el condón, que a pesar de contar con lubricante además de la generosa porción que debes colocarte, es un elemento plástico, que puede generar una sensación de roce desagradable.

Ha llegado el momento... Ella debe estar gimiendo o gritando de placer, por que no has dejado de estimularle oralmente, o penetrarle profundamente con tu pene. Adelante, no eyacules....

Llegado el momento – la penetración

Aunque más adelante hablaremos de las posiciones más adecuadas para el sexo anal, es cierto que no existen recetas mágicas; intenta colocarle en un posición en la que el ano este lo más relajado y abierto posible.

Debes mantener en todo momento los dedos insertos en su recto, evita sacarlos ya que el músculo pierde relajación.

Para la primera penetración es ideal que ella se recueste boca arriba, y *abra las piernas* lo más posible.

Con la otra mano debes colocar una porción generosa de *lubricante en tu pene*, sobre el condón, sacar los dedos, llenarlos igualmente de lubricante y rápidamente insertarlos de nuevo.

Saca los dedos y rápidamente coloca el glande de tu pene en su ano, *sin penetrar*.

Coloca uno de tus dedos (no uses los dedos con los que le has penetrado analmente) encima de su clítoris, y sigue los consejos de "Como masturbar a una mujer".

Empuja muy lentamente tu pene en su ano, *muy lentamente*, lo más lento que te imagines, y ve su reacción. Poco a poco, si has preparado su ano el tiempo suficiente, el pene entrará en su recto.

Inserta el pene unos milímetros, y detente, siguiendo la rutina de la estimulación con los dedos. Así el esfínter se irá acostumbrando al tamaño de tu pene.

Paciencia… Poco a poco lograrás insertar el pene.

El explicar esta situación es innecesario, la idea es lograr insertar tu pene hasta donde ella lo permita. Ella te hará saber cual es su límite, lo importante es que le penetres muy lentamente y **no le penetres como lo harías vaginalmente**, es decir insertando y sacando el pene.

Durante estos minutos debes penetrarle, milímetro a milímetro y detenerte, no mover tu pene hacia fuera. El objetivo es lograr que los músculos del ano se acostumbren totalmente al tamaño de tu pene antes de iniciar el movimiento sexual instintivo. Estimula su clítoris o aun mejor, penetra su vagina con un juguete sexual. Esa doble estimulación le llevará más cerca del éxtasis y facilitará el sexo anal.

La sensación es igualmente intensa para ti, el ano es estrecho y la sensación sobre tu pene es intensa. Al llegar a su límite, esperando que puedas lograr insertar tu pene completamente en su ano, ha llegado el momento de lentamente sacarlo un poco y penetrarle nuevamente; el movimiento sexual. Inicia este movimiento, como siempre, muy lentamente, sacando el pene unos milímetros, y penetrándole nuevamente. Así poco a poco, basado en su reacción podrás incrementar la velocidad y pasar de centímetros a sacar totalmente tu pene y penetrarle completamente.

Sigue estimulando su vagina y retarda tu eyaculación. Déjate llevar y penetrarle como ella quiere. Ella te hará saber si desea más velocidad o si debes ser más cuidadoso. Hasta aquí llega el Doctor Placer, retarda la eyaculación y soporta el mayor tiempo posible. El orgasmo femenino está a la vuelta de la esquina.

Y no olvide dejar sus comentarios en http://doctorplacer.com

Las mejores posiciones - sexo anal

Después que has llegado a este momento, la sensación de dolor es poco probable que suceda o ese dolor se convierte en una sensación de placer adicional. Ahora si es posible que puedas cambiar de posición sexual y disfrutar totalmente del templo del placer; el cuerpo femenino.

- La posición que mencionamos, ella recostada, boca arriba, con las piernas muy abiertas. Es la recomendada para la primera penetración.
- Similar a esta, tu arrodillado, pero ella se tumba un poco hacia uno de sus lados. Una pierna se recuesta en la superficie donde este acostada, la otra pierna puede ir a tu hombre, o simplemente puedes llevar su rodilla en dirección a su pecho, y así visualizar sus zonas íntimas.
- La posición del "perrito"; ella arrodillada y además apoyada en sus brazos, tu arrodillado detrás de ella. No es recomendada para la primera penetración, ya que en esta posición el ano no puede relajarse y puede ser una penetración dolorosa.
  - Ventajas; puedes estimular al mimo tiempo sus pezones, besar su cuello, y espalda además de, con un poco de habilidad, estimular su clítoris.
- Tu recostado sobre tu espalda, ella se recuesta en la misma posición sobre ti. Es ideal que ella se siente sobre tu pene con cuidado, ella puede dirigir la penetración para evitar el dolor. Después de haber insertado todo el pene, puede recostar con lo que tu no solo puedes penetrarle con facilidad, sino estimular fácilmente su vagina, con tus dedos o un juguete sexual.
- De lado, los dos se recuestan sobre uno de sus brazos. Ella deberá separar un poco sus piernas para que logres penetrarla. No es recomendable para la primera penetración y puede ser difícil en caso que ella sea una mujer de nalgas grandes.

Ten en cuenta nuestra recomendación de probar otras posiciones solo después que el ano esté totalmente preparado, que hayas logrado insertarlo completamente y que el movimiento de ida y venida no le genere dolor.

La magia de la doble penetración

Por supuesto que al hablar de sexo anal nos viene a la mente los tríos; una mujer y dos hombres, uno penetrando su vagina y uno su recto. Hablar de sexo en grupo es tema para otro libro, pero ella nunca olvidará esa experiencia sexual si logras estimular su vagina al mismo tiempo que le penetras analmente. Esto puedes lograrlo de dos maneras:

- Con tus dedos, estimulando su clítoris y penetrando su vagina (ver "Como masturbar a una mujer")
- Con un juguete sexual, especialmente un dildo de manera que sienta su vagina llena. Eso si, debes ser igualmente cuidadoso ya que al penetrarle analmente igualmente golpeas las paredes de la vagina, por lo que ese dildo no debe ser muy grande. Para ello te recomendamos la posición número 3 que hemos mencionado en el punto anterior.

El orgasmo está a la vuelta de la esquina, solo es necesario que soportes lo suficiente (ver "Controlar la eyaculación"). Te invitamos a que te registres en nuestro boletín, o sigas nuestro grupo Facebook, Twitter o Google + y así recibas la alerta de nuestro próximo libro "Como retardar la eyaculación; la clave del orgasmo femenino".

Mientras penetras analmente… otros consejillos en vía al orgasmo

Uno de los grandes prejuicios que existen en la "guerra de géneros" es la virtud de las mujeres de poder realizar varias actividades al mismo tiempo, el famoso anglicismo "multi tasking". Seguro que habrás escuchado más de un chiste, un comentario o incluso experimentado con alguna de tus parejas, tu madre o familiares; no es solo un prejuicio.

Tal vez ese sea el origen de la "multi sensibilidad" del cuerpo femenino ;) ---- y es muy cierto que para un hombre no es sencillo estimular diversas zonas de ese cuerpo femenino, constantemente pero sin parecer un robot, ver su reacción y ser creativo; es difícil, más no imposible. Por supuesto que una relación sexual representa un estado emocional especial, donde te pierdes en tus sensaciones, pero es cierto que seguimos estando conscientes. La idea no es estimular por estimular, es simplemente tener presente que no basta penetrarle, que satisface tu visión del sexo, debes estimularle y hacerle disfrutar en la versión femenina del sexo.

Durante el sexo anal es especialmente importante estimular otras áreas erógenas; ayuda a relajar los músculos, y aumenta la satisfacción. Además, es un poco más sencillo, ya que la penetración anal es más lenta que la vaginal, debes moverte más lentamente (por lo menos al principio) y eso te permite estar más concentrado.

El clítoris

Varias de las posiciones que te hemos recomendado y nuestra experiencia nos dice que es la zona erógena de más fácil acceso desde el punto de vista fisiológico, mientras disfrutas del sexo anal (ver "Como masturbar a una mujer"). Recuerda ser muy cuidadoso, ya que la estimulación directa puede llegar a generar dolor.

La espalda

Aunque puedas pensar que los masajes se limitan al momento de preparación al sexo, el cuerpo femenino es especialmente sensible, en muchos casos, a suaves masajes durante la relación sexual. Especialmente durante la penetración anal, en la posición del perrito, tienes acceso al coxis, la parte baja de la espalda. En el punto superior donde se unen las nalgas, donde termina la columna vertebral, es un punto especialmente sensible durante la penetración; el masajear la zona del coxis relaja los músculos de las piernas y la pelvis. Coloca las yemas de los dedos de tu mano (exceptuando el pulgar) sobre el coxis, y aprieta un poco, masajeando circularmente (después de usar algo de lubricante).

La vagina

No es fácil estimular la vagina paralelamente a la penetración anal, pero eres un hombre en forma, seguramente encontrarás una solución ;) – La posición recomendada es la segunda de nuestra lista, donde tu estás arrodillado, ella boca abajo con las piernas abiertas, pero ella tumbada hacia uno de sus lados. El acceso a la vagina queda libre en el lado opuesto hacia donde ella se ha tumbado, llegando la hora de usar un juguete sexual. Poco a poco... Paciencia

Las piernas

En cualquier momento, mientras la posición y el momento sea adecuado, debes besar sus piernas, su rodilla, su entrepierna. Muchas mujeres durante la penetración, sea vaginal o anal, besan sus rodillas (en caso que la posición lo permita). Intenta lo mismo, es mejor que sobren besos a que falten.

Cada mujer disfruta de zonas erógenas diferentes. Es importante, como hemos querido dejar claro, que tengas paciencia para investigar esas zonas de su cuerpo que más reacción a tu estímulo y no olvidar, mientras le penetres, que ella no solo siente pasión y erotismo en su vagina o en su ano; *es todo su cuerpo*.

Especial para penes grandes...Sea aún más paciente

Más allá de intentar explicar un método diferente o sorprenderte con nuevas técnicas, es importante saber que un *"pene grande"*. Sin intentar entrar en discusiones de estadísticas, medidas y artículos de revistas "femeninas", la definición de tamaño siempre es relativa a un patrón. Así como los centímetros o las pulgadas fueron definidos en su momento como patrones, en la vida también vivimos y usamos ciertos criterios de comparación que no son absolutos.

Usando algunos prejuicios internacionales, una mujer de 1,70 cm de estatura puede ser considerada "alta" (grande) en un país suramericano y de estatura promedio en Holanda o Senegal por ejemplo. El tamaño del pene es igualmente relativo a la mujer que se enfrenta a el. Por supuesto que casos extremos de penes muy grandes saltan a la vista de cualquiera, pero en este caso hablamos de esas situaciones cuando vives la relación con una mujer, cuyo cuerpo siente y define tu pene como "grande".

Si observas alguna reacción durante la penetración vaginal o sientes que después de conocerte, siente especial miedo por el sexo anal, debes leer este libro tres (3) o cuatro (4) veces ¡¡¡¡¡!!! Debes seguir cada uno de nuestros consejos con gran atención, dedicar más tiempo a la preparación, usar más lubricante, ser aún más paciente. A la primera señal de dolor ella "abortará la misión", te lo aseguramos. Debes ser mucho más cuidadoso.

El ano es tan flexible como la vagina; no existen penes demasiado grandes. Bueno, con excepciones que confirman la regla. ¡¡¡¡¡Solo existen *amantes impacientes"*!!!!!!

Y no olvide dejar sus comentarios en http://doctorplacer.com

Has eyaculado – Cuidados finales

El recto no acumula desechos fecales, solamente segundos antes de defecar, por ello, la probabilidad que veas restos sobre tu pene después de la penetración anal son relativamente bajas; pero existe una probabilidad. Después de eyacular es importante que tomes en cuenta ciertos detalles para evitar terminar esta bella experiencia con un detalle oscuro;

- Igualmente como durante la penetración vaginal, te recomendamos mantener con tus dedos los extremos de tu condón (en la base de tu pene) para así evitar que al retirarte, el condón quede en el cuerpo de esa bella mujer.
- Previniendo que exista algún resto fecal sobre el condón, te recomendamos que tengas a la mano algo de papel, o simplemente lo retires tomando con el índice y el pulgar el extremo del condón (en la base de tu pene) y lo retires de tal manera que la superficie que tocaba tu pene quede ahora por fuera. Los restos quedarán por dentro, nadie los verá, y todos felices ;)
- Pocos segundos después, su ano mantendrá la forma de tu pene, y poco a poco volverá a su tamaño natural. Durante esos segundos existe la mínima posibilidad que se manche las sábanas de la cama. Si estás todavía concentrado, lo mejor es que ella se coloque de lado.
- Después de una relación sexual, todo hombre reaccione apartándose de la mujer. Evítalo, a ellas no les gusta. Este consejo puede aplicarlo en todo momento, después que hayas vivido una experiencia sexual.
- Prepárate para el siguiente episodio je je je.

Están recostados, uno al otro, después de vivir una bella experiencia, llena de pasión, erotismo, descontrol y solo ustedes saben si algo más. Ella no ha tenido que experimentar dolor alguno, seguro que unas débiles sensaciones incómodas en algún momento, pero nada que le haya obligado a interrumpir la pasión. Y tú has reservado un lugar en su memoria, en su historia y hasta en su corazón.

Para aquellos que nos leen, que han aplicado estos consejos con su pareja estable, ahora tienen una alternativa adicional para evitar la rutina sexual de pareja. Una relación ganar-ganar, ya que esperamos ganar un seguidor, que no solo te mantengas en contacto con nosotros, que nos envíes tus experiencias, sino que nos recomiendas anónimamente con tus conocidos, a través de nuestra página web http://doctorplacer.com. Deja tus comentarios por favor en nuestra página, en nuestra presencia en Twitter, Facebook y Google+; igualmente anónima.